INDICE

Premessa   3 5

Capitolo I

Il musicista un vero e proprio sportivo   6-8
Cos'è il Metodo S.a.n.i ® e come nasce l'idea   9-10
Cosa significa Metodo S.a.n.i. ®   11-12
Come ottenere il massimo dal Metodo S.a.n.i. ®   13-15
Gli obiettivi del Metodo S.a.n.i. ® e qualche numero interessante   16-18

Capitolo II

Prima macroarea e relativi esercizi   19-21
Quale postura si deve assumere mentre si suona lo strumento   22-23
Primo esercizio   24-26
La respirazione   27
Prepara il tuo ambiente ideale   28-29
Secondo esercizio   30-33
Terzo esercizio   34-37

Capitolo III

Le emozioni e la musica   38-39
La "sindrome" del musicista   40-44

La floriterapia	45
L'ansia e l'autostima	46
Casistiche e relativi composti floreali	47-49
(Mal di collo da eccessiva severità nei confronti di se stessi)	
Il caso di un docente violinista colpito da periartrite scapolo-omerale dovuta a sovraccarico funzionale	50-51
Ansia da prestazione o da evento importante	52-53
Modalità di utilizzo	54
Conclusioni	55

Capitolo IV

Lo stile di vita o lifestyle	56-57
Prima abitudine limitante: non farti ingannare dagli eccitanti	58-60
Non cadere nel circolo vizioso della caffeina	61
I 7 super alimenti	62-63
Riposo	64
Alimentazione prima di un evento	65-66
Attività sportiva	67
Conclusioni	68

PREMESSA

Questo lavoro nasce dalla mia grande passione per la musica.

La storia della vita mi ha portato a girare l'Italia in lungo e in largo, forse per questo non mi sono mai dedicato allo studio di uno strumento, ma sono stato sempre circondato da musicisti, anche in famiglia. Mia sorella Marina, maestro di flauto traverso, suo marito Vincenzo, maestro di oboe, persone che hanno fatto della musica il loro lavoro, oltreché la loro passione.

Grazie a loro sono entrato in contatto con il mondo della musica e con musicisti di ogni ambiente. Conservatori musicali, bande popolari o semplici estimatori della musica, hanno contornato la mia vita, fino a quando ho deciso che sarebbero stati proprio questi ultimi l'oggetto della mia ricerca.

Ho notato che tra loro, una percentuale piuttosto alta presentava diversi problemi di tipo posturale riconducibili all'uso del proprio strumento.

L'utilizzo di strumenti musicali e il percorso di studi che porta alla conoscenza, all'abilità e alla professionalità musicale, comporta prestazioni del corpo umano spesso intensive o addirittura estreme.
Negli ultimi anni, il numero sempre più grande di giovani che aspirano a diventare musicisti professionisti, comporta un crescente interesse clinico

per le patologie muscolo-scheletriche dovute alla pratica musicale, con particolare interesse per la prevenzione e la riabilitazione.

Il metodo **S.A.N.I®,** (Suono e Armonia del corpo Naturalmente Integrati) è nato dalla diretta osservazione di musicisti professionisti e non, i quali presentavano in buona parte diversi problemi imputabili all'uso del proprio strumento musicale.

La mia volontà è quella di proporre questo metodo presso molte altre realtà, in maniera tale da supportare il musicista con uno strumento fondamentale per la buona riuscita della sua carriera professionale.

Tutto è partito quindi dall'osservazione e dall'idea di indagare l'incidenza e l'entità dei disturbi funzionali derivanti dall'uso di strumenti musicali.

In questo studio sinergico, sono stati analizzati i principi di fisiologia articolare della pratica musicale, integrati con uno studio che coinvolge il musicista anche da un punto di vista energetico-emozionale, oltre alle tematiche connesse con una cattiva alimentazione.

L'aver lavorato contemporaneamente sui tre sistemi che caratterizzano l'Essere Umano: struttura, emozione, stile di vita, per il miglioramento dell'Uomo, inteso nella sua matrice olistica, mi porta a credere che queste conoscenze dovrebbero far parte del patrimonio culturale comune, non soltanto dagli specialisti, ma anche degli insegnanti di musica e/o riproduttori musicali e artistici, dei direttori d'orchestra, dei maestri e ovviamente, dei musicisti stessi.

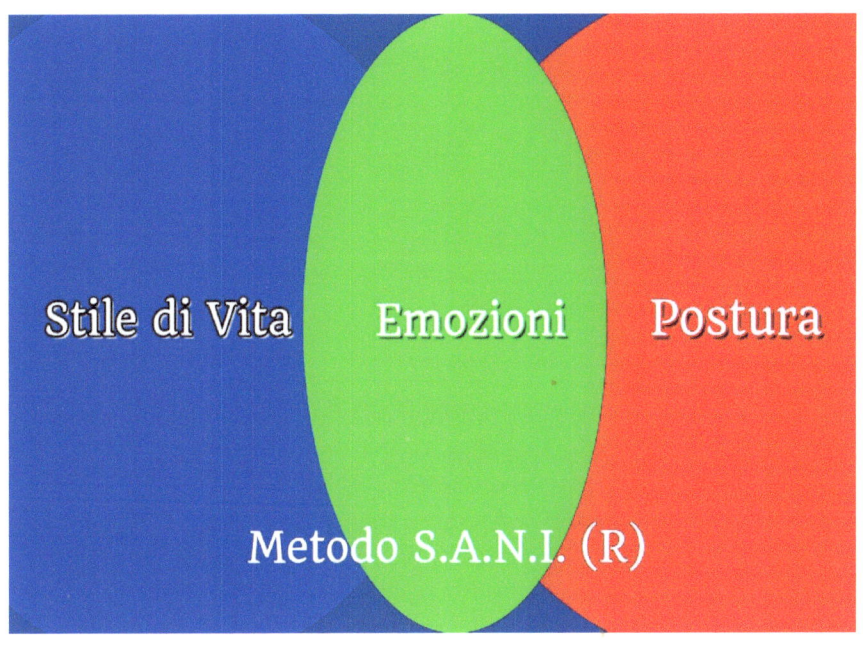

CAPITOLO I

Il musicista: un vero e proprio sportivo!

Capita talvolta che la categoria dei musicisti venga considerata, a mio avviso erroneamente, composta da persone pigre. Questo perché siamo abituati a vivere in una società che tende a categorizzare e classificare tutto e tutti.

L'artista, nell'immaginario collettivo, non può fare lo sportivo e lo sportivo, a sua volta, non può essere un artista.

Questo è ciò che viene comunemente inteso dalla società.
Dal mio punto di vista la categoria degli artisti, in questo caso i musicisti, e gli sportivi invece hanno tantissimi punti in comune.

Vediamo soltanto qualcuno, quelli che mi vengono in mente per primi:

- Entrambe le categorie sono sottoposte ad un logorio fisico non indifferente. Mi riferisco soprattutto a coloro che professano lo sport o la musica proprio come mestiere.

- Lo sportivo, come il musicista, passa buona parte del suo tempo compiendo lo stesso gesto o cercando di migliorare una tecnica.

- Lo sportivo passa ore e ore impegnandosi per migliorare la propria *performance*. Allo stesso modo il musicista, passa giorni interi alla ricerca del suono e del risultato migliore.

- È inevitabile, in entrambe le categorie, che il logorio fisico o il dover mantenere la stessa posizione per tantissimo tempo crei, alla lunga delle compensazioni posturali o delle problematiche strutturali che possono, nei casi più gravi e conclamati, compromettere le rispettive carriere.

- Lo sportivo, così come il musicista, è sottoposto, oltre al logorio fisico, a una pressione mentale molto, molto forte.

Immaginiamo, inoltre, la tensione esistente prima di una gara oppure tutti quei momenti di sconforto, nella preparazione di una competizione. Momenti durante i quali si mette in dubbio tutto e tutti. A chi non è mai capitato?

Spesso si pensa di mollare, o che quello che si sta facendo non sia la cosa giusta. Ricordati che quanto più alto sarà il livello della competizione, tanto più i tuoi dubbi saranno forti!
Continuando la nostra disamina sulle analogie:

- Lo sportivo, così come il musicista, a volte, si aiuta con integratori o con sistemi non proprio legali.

Faccio riferimento alle pratiche dopanti o all'assunzione di farmaci con principi che permettono una resistenza alla fatica molto più alta di quella ordinaria.

A fronte di tutto questo possiamo benissimo affermare che i problemi che affrontano gli sportivi sono gli stessi dei musicisti.
Avremo, di conseguenza, problemi di:

- Natura posturale.

- Gestione delle emozioni e dello stress.

- Utilizzo di *escamotage* che in qualche maniera tentano di nascondere piuttosto che risolvere l'insorgere delle problematiche che ho appena descritto.

Quello che stai per leggere è un libro completo per i musicisti, unico nel suo genere in Italia che ho deciso di scrivere sulla scorta delle mie esperienze.

Questo testo darà la possibilità a tutti i musicisti come te di lavorare, oltre che per migliorare la propria *performance* musicale, per rinforzare la propria struttura fisica e la propria robustezza emotiva.

La *performance* musicale sarà una piacevole e scontata conseguenza dei tuoi progressi fisici e saprai imprimere maggiore controllo alle tue emozioni.

Un mio caro amico musicista, mi ripeteva spesso: "Il suono non è altro che la riproduzione dell'espressione di come stiamo noi al nostro interno".

Penso, che questa frase possa veramente riassumere l'importanza di mantenere in equilibrio la nostra struttura fisica, il nostro stato emotivo e la conduzione di uno stile di vita. Solo l'equilibrio tra i tre elementi può permetterci di affrontare la pratica musicale con la serenità interiore, indispensabile per approcciare questa magnifica arte.

Cos'è il metodo S.A.N.I. ® e come nasce l'idea.

Il metodo **S.A.N.I.** ® non è altro che la manifestazione o meglio la divulgazione di un lavoro durato oltre 2 anni durante i quali sono stati seguiti oltre 87 musicisti appartenenti a qualsiasi categoria: amatori, studenti e professionisti.

Quello che è emerso, in questi anni, è stata la totale indifferenza, all'interno degli istituti preposti all'insegnamento della musica, verso tematiche quali la cura del proprio corpo e delle proprie emozioni.

Viaggiando in Europa, ho notato che in altri ambienti di formazione musicale e mi riferisco alla vicina Austria, sono presenti, all'interno dei piani di studio, o come materie post laurea, corsi di *marketing management* per musicisti e corsi che insegnano a preservare la salute degli allievi.

Sono materie complementari che si inseriscono perfettamente in un percorso di studio laddove lo studente, spesso è chiamato a rapportarsi con se stesso sia fisicamente che emotivamente. Inoltre, un buon professionista deve sapere anche come pubblicizzarsi, se ha l'idea di lanciare, magari, un proprio *brand*.

Oggi più che mai è importante avere almeno delle conoscenze di base nel *marketing management*, in un momento in cui sembra che gli artisti non riescano a trasformare in un lavoro redditizio le loro passioni!!!

E' vero, talvolta vedo organizzare seminari di yoga di durata settimanale (quando e se c'è la copertura economica per poterli svolgere!) ma il limite di questi incontri, una volta terminati, è che vengono dimenticati e ripresi, se mai, l'anno successivo.
Tentativi di inserire determinate materie, all'interno degli istituti preposti all'insegnamento della musica esistono, ma non sono radicalizzati nei programmi all'interno dei conservatori o dei licei musicali.

In conclusione, possiamo affermare che, seppur vero che ci si sta avviando a comprendere l'importanza di queste materie, purtroppo non ci sono ancora prese di posizione forti in tal senso come l'inserimento, ad esempio, nei programmi di studio di materie quali lo yoga, l'educazione posturale ed il *qi gong*.

In questo libro, quindi, ho fornito le linee utili a tutti coloro che cercano un avvicinamento "olistico" alla musica.

Il metodo **S.A.N.I.**® consiste nell'unione sinergica di più metodologie perfettamente integrate tra loro, di consigli semplici, pratici ed economici che tutti possono mettere in pratica e che, se seguiti costantemente nel tempo, portano sia a un miglioramento del proprio benessere psicofisico sia, di conseguenza, ad una migliore *performance* musicale.

Credo che qualsiasi musicista sarebbe contento di conoscere come mantenere una stessa postura senza magari sentire, dopo pochi minuti, dolore o fastidio, evitando di imbottirsi di antidolorifici o antinfiammatori.

Reputo anche che, qualunque musicista, sarebbe ben felice di avere più capacità aerobica polmonare per suonare uno strumento a fiato, così come penso che qualsiasi professionista o studente del settore, sarebbe lieto di conoscere la strategia migliore per approcciare al meglio un esame, un concerto o una esibizione davanti a tante persone.

Il metodo **S.A.N.I.** ®, altro non è che un potente mezzo, che ora hai nelle tue mani che consente, anche all'interno di una nicchia specifica e talentuosa come quella dei musicisti, di parlare di benessere psicofisico non in maniera astratta, come spesso avviene, ma in modo concreto e tangibile, in termine di benessere e *performance* musicale.

Cosa significa metodo S.A.N.I. ®?

S.A.N.I. ® è un acronimo, cioè una parola le cui lettere, prese singolarmente, hanno un significato ben specifico.

La prima lettera è la **S** come Suono.

Il suono è importante all'interno del campo musicale! Possiamo benissimo affermare che è tutto. Mediante il suono e attraverso le vibrazioni che si propagano nell'aria, noi siamo in grado di trasferire emozioni che vengono percepite da chi ci ascolta.

Un nostro stato interiore sereno ci permetterà di produrre un suono migliore, proprio quella qualità di suono che tutti i professionisti della musica hanno in mente e che vorrebbero riprodurre.

Per riprodurre un buon suono sono importanti due fattori: la qualità dello strumento e la preparazione che il musicista ha raggiunto. Ma anche un terzo fattore ha la sua importanza: lo stato di serenità interiore.

A come armonia del corpo.

Lo stato di serenità interiore, a sua volta, non può prescindere dalla cura del proprio corpo che poi di fatto è proprio il mezzo attraverso il quale, agiremo sullo strumento.

E' fuori discussione che un corpo in armonia dal un punto di vista strutturale-posturale, è predisposto più favorevolmente all'esercizio fisico.

Suono ed Armonia del corpo sono collegati tra di loro in maniera quasi naturale!

Infatti non a caso la lettera **N** nasconde il concetto di Naturalmente.

In questo caso abbiamo due significati che ho attribuito a questo avverbio.

"Naturalmente", sia perché a mio modo di vedere, è qualcosa di automatico, scontato e naturale che una buona armonia del corpo e una buona armonia interiore producano un ottimo suono, sia perché i rimedi che state per scoprire li troviamo direttamente in natura.

Per un buon 85% dei casi scopriremo, infatti, che non c'è bisogno di ricorrere a sostanze che, dopo un aiuto momentaneo, alla lunga possono danneggiare il nostro corpo.

Vedremo, nei capitoli successivi, che esistono delle tecniche naturali per avere meno dolori articolari, e scopriremo che esistono degli esercizi specifici che se seguiti costantemente conducono a buoni risultati.

Allo stesso modo verranno consigliati alimenti ed integratori che, arrecano indubbi benefici, senza compromettere il benessere del nostro organismo.

I come integrati.

Queste tre enormi macroaree che abbiamo analizzato, racchiuse nell'acronimo **S.A.N.I.** ®, sono perfettamente integrate tra di loro. Nel prossimo capitolo, capirai come sono interconnesse e quali sono le regole base che ti permetteranno di applicare correttamente il metodo.

Come ottenere il massimo dal metodo S.A.N.I. ®

Nel metodo **S.A.N.I.** ® non è obbligatorio fare interagire tra di loro le tre macroaree ovvero quella posturale, emotiva e dello stile di vita.

Ovviamente sono un sostenitore dell'azione sinergica delle tre aree, in quanto sulla base delle decine di test fatte è innegabile che i risultati migliori, si sono ottenuti unendo contemporaneamente le tre macroaree.

Ti ricordo che, come abbiamo appreso in questa prima parte, è importante curare la propria struttura così come è fondamentale lavorare sulla propria emotività ed il proprio stile di vita.

Nell'eventualità ci siano lettori i quali abbiano difficoltà ad affrontare una specifica area…nessun problema!!

Capisco perfettamente che, per attitudine o per altri motivi, si possa non essere pronti ad affrontare contemporaneamente tre settori così vasti e importanti della nostra vita.

Se appartieni a questa categoria, ho una buona notizia per te!

La buona notizia è che i risultati ottenuti, soltanto con l'applicazione dei consigli di una singola macroarea, sono stati ugualmente ottimi.
Nella prima macroarea, ad esempio, non dovrai fare altro che seguire ogni esercizio descritto per 21 giorni.

Mediante gli esercizi sulla postura che avrai modo di osservare e praticare nelle pagine seguenti, i risultati si otterranno in maniera molto veloce. Entro 15, 30 giorni al massimo.

Nel contempo, se vorrai unire all'esercizio pratico-fisico anche l'utilizzo della floriterapia, potrai farlo senza compromettere nulla del percorso che hai appena iniziato.

Anzi, probabilmente sarà un aiuto in quanto inserendo anche la floriterapia, avrai quell'ausilio in più che ti aiuterà in termini di costanza e determinazione a raggiungere in tempi più brevi i tuoi obiettivi.

Ti ricordo ancora una volta che ci sono stati risultati tangibili lavorando soltanto su una di queste grandi macroaree.

Gli obiettivi raggiunti, sono stati veramente eccezionali soprattutto nell'area strutturale-posturale, che sicuramente, tra le tre, è quella che risponde in maniera più veloce alla sollecitazione degli esercizi proposti.

Nel campo emotivo e nel campo alimentare, ovviamente, ci vuole più tempo in quanto lavorare sulle emozioni e sul proprio stile di vita, richiede tempo, fatica e anche un notevole sforzo mentale.

Lo stesso discorso vale per la l'applicazione dell'area relativa allo stile di vita o *lifestyle*.

Ti riporto qui sotto un semplice schema che potrai seguire con la relativa durata temporale degli esercizi.

Prima macroarea (posturale)

Tutti i giorni per 21 gg. dedica 10/15 minuti al giorno per il primo esercizio.
Passa al secondo esercizio dopo 21 gg.

Seconda macroarea (floriterapia)

Contemporaneamente potrai assumere i preparati floriterapici tre volte al giorno tutti i giorni.

Terza macroarea (stile di vita)

Cominciare a seguire i consigli che ti darò relativi alla terza sezione del libro.

Come puoi notare l'impegno richiesto in termini temporali è veramente esiguo. Tutto dipenderà dalla tua costanza, determinazione e voglia di farcela.

Non dimenticare mai che quello che stai percorrendo, avrà una duplice funzione:

- Divenire una persona migliore.

- Divenire un musicista più performante nelle proprie attività.

Gli obiettivi del metodo **S.A.N.I.** ® e qualche numero interessante!

Gli obiettivi del corso o, meglio ancora, del percorso che stai per intraprendere sono i seguenti:

- Mettere in condizione tutti i musicisti di prevenire ed alleviare, nell'eventualità fossero già presenti, dolori derivanti da una scorretta postura.

- Controllare e saper gestire situazioni di stress connesse alla professione futura di musicista, laddove molti allievi e musicisti, saranno chiamati ad esibirsi in pubblico o dovranno sostenere delle prove molto importanti.

Prima di scrivere questo libro, sono stati esaminati 87 musicisti con valutazioni posturali e colloqui conoscitivi.

Sono stati proposti esercizi di gruppo a corpo libero, sulla base di discipline olistiche sullo sviluppo sia in forma dinamica sia in forma statica dell'educazione posturale.

Non contemplate in questo testo, sono stati affrontati e risolti disturbi riguardanti l'apparato respiratorio nonché lo studio del diaframma, muscolo fondamentale per la risoluzione di problematiche posturali ed emotive.

<u>A tal proposito ti invito a continuare a leggere perché più avanti proprio riguardo la respirazione troverai una graditissima sorpresa;)</u>

Prima di entrare nel dettaglio della prima macroarea relativa alla postura, vorrei fornire qualche numero interessante.

Questo libro è nato dalla diretta osservazione di musicisti professionisti ed alunni che presentavano problemi all'apparato muscolo-scheletrico riconducibili all'utilizzo del proprio strumento musicale.

Innanzitutto va sottolineato come i disturbi a livello amatoriale, sono molto inferiori rispetto a coloro che praticano la musica come mestiere.

Senza dubbio la pratica musicale, con l'esercizio quotidiano intenso e ripetuto, costituisce negli anni un volume di attività tale da esporre questi soggetti a disturbo dell'apparato locomotore.

Il manifestarsi di problematiche derivanti dall'attività musicale è lo stesso che si può avere, in qualsiasi altro ambito professionale, dallo sportivo alla segretaria, che passa molte ore lavorando al computer.

Su 87 musicisti un terzo ha ammesso che poteva esserci connessione tra il disturbo lamentato e l'attività musicale, mentre i restanti due terzi pensano che non ci fosse questa correlazione.

Le parti più colpite del corpo sono le spalle, insieme al rachide cervicale che la fa da padrona.

Segue la lombalgia ovvero, detto in termini più semplici, il mal di schiena nella parte bassa.

Tra le categorie di musicisti, i più colpiti in genere sono i violinisti che hanno un 16% dei casi di cervicalgia, il 22% di dorsalgia ed il 20% di lombalgia.

In linea più generica il 20% dei musicisti esaminati, accusava dolori alle spalle suonando la seguente tipologia di strumento: viola, violino, violoncello, basso elettrico, flauto traverso, oboe, tromba e pianoforte.

Ricercando, invece, una correlazione tra strumento e problematica, possiamo dire che gli strumenti con la tastiera, sono correlati a problemi di mal di schiena e mal di collo, gli strumenti ad arco causano molte lombalgie con problemi di spalle ed al rachide toracico (zona centrale della schiena).

Coloro che suonano gli strumenti a fiato hanno una maggiore incidenza di lombalgie (mal di schiena nella parte bassa).

I tamburi sono la categoria di musicisti che hanno meno problematiche somatiche e di conseguenza, possiamo concludere, che quelli più colpiti sono proprio i musicisti che hanno a che fare con gli strumenti ad arco quindi violino, violoncello, contrabbasso e viola.

Dopo questa doverosa precisazione, possiamo affermare che i musicisti sono frequentemente soggetti a patologie dell'apparato locomotore in base alla frequenza, all'età, alla scuola musicale, all'allenamento ed al tipo di strumento musicale.

Più l'attività volge verso il professionismo, più aumenta l'incidenza di patologie e pertanto ci si augura che in futuro, la singolarità e le particolarità di queste problematiche, portino ad una conoscenza specifica e a una diagnosi specialistica migliore come già avviene in altri paesi.

CAPITOLO II

PRIMA MACROAREA E RELATIVI ESERCIZI

Benvenuto/a in questa prima parte di lavoro.
Si hai capito benissimo…lavoro!
E' terminato il momento delle presentazioni e finalmente si comincia a fare sul serio!

Da ora in poi ti sarò sempre vicino ma ricorda che le redini del percorso sono nelle tue mani!!
Per cominciare vorrei introdurti il concetto di postura! Esistono tantissime definizioni a riguardo.

Quella che più mi piace, che nel contempo è anche la più semplice da spiegare, definisce la postura come la capacità del corpo di compensare quelle che sono le forze esterne ed interne adattandosi ad esse.

Ma quali sono queste forze?

Esempi di forze esterne sono lo stare in una determinata posizione per tantissimo tempo, ripetendo sempre il medesimo gesto o assumendo per l'appunto sempre la stessa postura.

Altro esempio è la forza di gravità che ogni volta che siamo in piedi esercita la sua costante pressione dall'alto verso il basso.

Non dimentichiamo che in tutti questi casi il corpo spende preziose energie per cercare di vincere queste forze che intervengono dall'esterno.

Le forze interne sono invece determinate da due fattori, il primo tra questi è sicuramente l'emotività. Le emozioni giocano un ruolo fondamentale nell'assetto posturale del nostro corpo.

A dimostrazione di ciò, molti studiosi oggi parlano di psicosomatica ovvero di come il nostro corpo assorbe e quindi somatizza determinati stati d'animo.

La postura, inoltre, è anche intesa come linguaggio del corpo!

In tal senso, esempi molto pratici e reali, sono le persone di carattere estroverso le quali denotano una postura più aperta caratterizzata da un'estensione del petto molto pronunciata mentre, al contrario, soggetti più introversi palesano una postura classica, di chiusura, come può essere la cifosi delle spalle.

Un altro aspetto di forza endogena che determina l'aspetto posturale, è sicuramente la pressione interna che gli organi esercitano sull'apparato muscolo-scheletrico.

Quest'ultimo aspetto viene prese in considerazione, professionalmente parlando, dagli osteopati, che spesso lavorano su determinate problematiche agendo sugli organi interni attraverso un tipo di massaggio definito viscerale.

Particolare da non sottovalutare in questo contesto è il cosiddetto dolore in zona riflessa.
Cosa significa zona riflessa?

Vuol dire che il professionista nel caso di dolore riflesso, non lavorerà sul punto dolente ma farà un'analisi più approfondita per cercare di individuare l'organo in difficoltà dal quale scaturisce il dolore.

Il più delle volte è proprio un organo in disarmonia energetica a lanciare input, quindi messaggi, che noi recepiamo come dolore.

Tipico esempio è la presenza di un mal di schiena nella zona lombare, che apparentemente, non presenta alcuna lesione.

In molti casi, quando il problema non si risolve con l'educazione posturale, l'osteopata lavora sulla zona antistante il dolore, in questo caso l'intestino, proprio perché è ricco di terminazioni nervose facenti capo alla zona lombare.

In questo caso l'organo in disequilibrio invia dei veri e propri "Allert" recepiti come dolore nella zona lombare.

Ora che hai avuto una veloce infarinatura sulla postura e da quali fattori è determinata cercheremo di capire insieme quale possa essere la postura idonea da assumere mentre si suona.

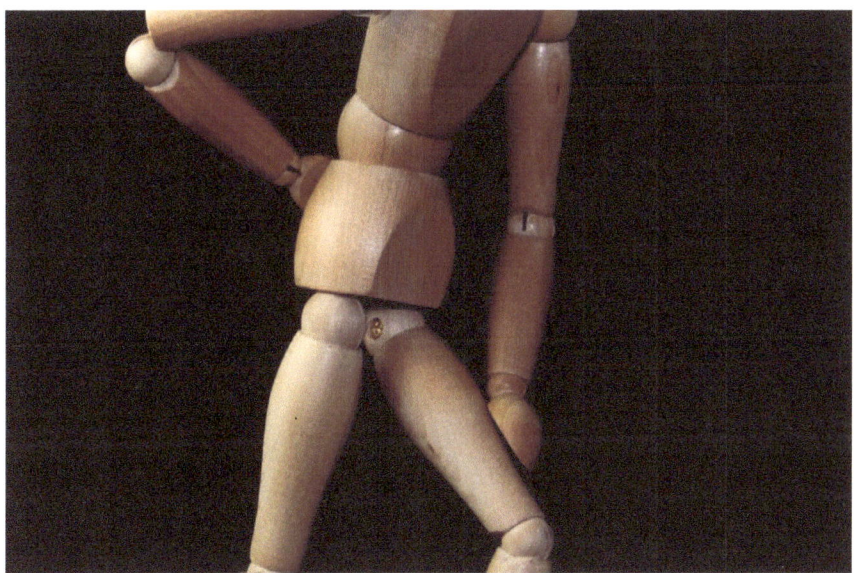

Quale postura assumere mentre si suona lo strumento?

Questa domanda me la sono sentita porre da tantissimi musicisti.
La risposta è semplice.

Non si deve modificare assolutamente nulla, altrimenti si corre il rischio di andare a *performare* molto di meno.

Per spiegarti meglio questo concetto riprendo il paragone con determinate attività sportive.

Nel ciclismo, ad esempio, la scarsa elasticità degli arti inferiori o la chiusura delle spalle, è fondamentale affinché l'atleta realizzi il massimo dell'efficienza durante lo sforzo fisico.

Se dovessimo andare a stravolgere completamente la postura di un ciclista professionista, quasi sicuramente ne risentirebbe in modo importanti la *performance* sportiva.

Questo concetto trova riscontro nella realtà durante le prove biomeccaniche che l'atleta fa direttamente sul mezzo, laddove il professionista cerca di essere "tutt'uno" con il mezzo.

Lo stesso identico discorso può essere rapportato al musicista che deve assolutamente conservare quella determinata postura necessaria affinché si crei un rapporto stretto e calzante con lo strumento musicale.

Questa stretta interconnessione con lo strumento, permetterà di suonare in maniera migliore.

Ti starai chiedendo allora a cosa possa servire lavorare sulla postura se apparentemente non bisogna stravolgere nulla!

La risposta in questo caso è molto semplice.

Attraverso questa metodica, non andremo a stravolgere la struttura posturale del musicista ma *detensioneremo* i muscoli che sono perennemente contratti a causa della continua pratica musicale.

Quello che si è cercato di fare, con un buon successo, è stato di lavorare sulle tensioni che inevitabilmente vengono fuori dopo anni di pratica sullo strumento musicale.

Fatte queste doverose premesse, passiamo al primo esercizio.

Primo esercizio

Prima di iniziare vorrei suggerire alcune semplici raccomandazioni:

- Questo esercizio non è valido per coloro che hanno problemi seri di mal di schiena ovvero ernie espulse, operazioni o protrusioni importanti.

Se, al contrario, si tratta di semplici retrazioni muscolari, come nel 90% dei casi, non ci sarà alcun tipo di problema.

Un'altra raccomandazione è la costanza, vera componente vincente per qualsiasi tipo di attività che andrai a svolgere a prescindere dalla musica.

Se ti alleni con costanza avrai buoni risultati, se studi con costanza porterai a termine i tuoi obiettivi con successo, se riuscirai ad ottimizzare la risorsa più importante ossia il tempo, nulla ti separerà dall'essere sempre performante.

Focus, determinazione e costanza saranno i tuoi alleati migliori.

Ti consiglio di fare il seguente esercizio per 21 giorni di seguito per 5-10 minuti al giorno.

Assumi la posizione che vedi in foto la sera prima di andare a letto. Ne trarrai giovamento in termini di rilassamento fisico e mentale.

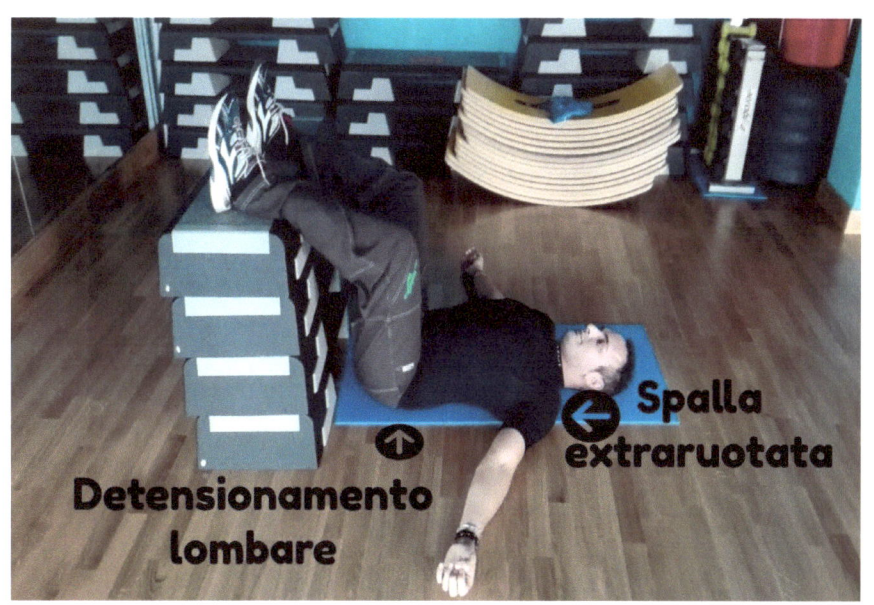

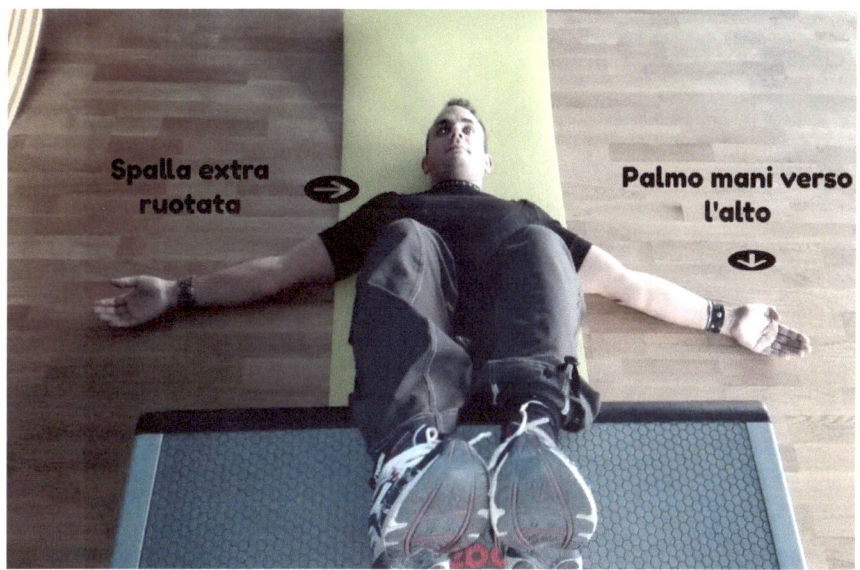

Ti ricordo che sono sufficienti 10 minuti al giorno, il tempo che abitualmente impieghi su Facebook o su WhatsApp, per apportare valore nella tua vita in qualità di Essere Umano e musicista.

Nello specifico i glutei sono perpendicolari rispetto al divano o alla sedia come puoi notare nell'immagine qui riportata.

Le ginocchia creano al di sopra del divano o della sedia, come vedi, un angolo di 90°.

Questa posizione permette un forte scarico della zona lombo sacrale, che sostiene tutto il peso del corpo durante la stazione eretta bilanciando costantemente la forza di gravità che schiaccia il corpo dall'alto verso il basso.

Il solo assumere questa posizione ti permetterà di *detensionare* tutta la schiena e soprattutto la zona lombare.

La parte superiore della schiena è appoggiata sul pavimento senza lasciare spazi liberi tra la zona lombare, la zona dorsale e il tratto cervicale.

In questo modo abbiamo la certezza che tutta la catena muscolare posteriore sia effettivamente allungata.

Aggiungi, ora, altri due piccoli particolari di fondamentale importanza.

Le braccia rispetto al tronco devono essere poste a 45 gradi nei confronti del tronco con il palmo delle mani rivolte verso l'alto.

In questo modo, rivolgendo le mani verso l'alto, permettiamo una extra-rotazione (apertura) delle spalle.

Compiuto anche questo gesto, porta il mento verso il petto, allontana le spalle dalle orecchie il più possibile.

Ora non devi fare altro che rimanere in questa posizione per 5/10 minuti!

La Respirazione

Anche la respirazione ha un ruolo fondamentale.
E' necessario che il tipo di respirazione effettuata sia una respirazione profonda cercando di inspirare ed espirare con un rapporto inspirazione/espirazione del tipo 1 a 2.

Cosa vuol dire vuol dire?

Prova ad inspirare per 2 secondi ed espirare per 4 secondi oppure inspirare per 3 secondi ed espirare per 6 secondi. Successivamente 4 e 8 secondi così via discorrendo.

Ricordati sempre di espirare in un lasso di tempo che sia il doppio rispetto all'inspirazione.

Espirare più aria di quanta ne immettiamo, permette di eliminare tantissime tossine e scarti di prodotti derivanti dal metabolismo cellulare.

Questo tipo di respirazione, inoltre, migliora la funzionalità del diaframma, un muscolo fondamentale per tutti quei musicisti che utilizzano gli strumenti a fiato.

La respirazione ha un ruolo importante per il musicista tanto è vero che determinati tenori o strumentisti a fiato, effettuano degli specifici esercizi per lo sblocco diaframmatico, proprio per potenziare gli effetti della loro respirazione.

Prepara il tuo ambiente ideale

Se vuoi, puoi effettuare l'esercizio in un ambiente calmo, silenzioso mettendo della musica di sottofondo.

La musica classica va benissimo, così come anche un suono di 432 *Hz*.

Sempre se lo gradisci, puoi diffondere nell'ambiente aromi di oli essenziali tramite un apposito diffusore e/o puoi massaggiarti con olio essenziale di lavanda, le tempie e/o il centro del petto con movimenti circolari.

Ripeti questo esercizio per 21 giorni per 10 minuti al giorno.

Ti starai chiedendo perché insisto molto sul fattore dei 21 giorni.
Te lo spiego.

Secondo alcuni studi americani, 21 giorni è il periodo che la mente impiega per recepire e rendere consapevole una determinata abitudine e farla di conseguenza rientrare all'interno delle cose da fare ogni giorno.

Inoltre 21 giorni, è anche il tempo strettamente necessario affinché anche il fisico possa godere dei primi tangibili risultati.

Quali saranno i risultati?
Noterai che la tua schiena avrà meno dolore, arriverai con le mani a raggiungere il pavimento o perlomeno ti avvicinerai ad esso con molta meno fatica.

Soprattutto percepirai l'effetto dei benefici quando, suonando, avrai meno problemi.

Gli esercizi scelti in questo testo vanno bene per tutte le tipologie di strumenti.

Ho scelto esercizi che vanno ad alleggerire i carichi muscolari e le tensioni posturali senza stravolgere, come dicevo nei capitoli precedenti, l'assetto posturale che è fondamentale affinché lo strumento venga suonato in maniera ottimale.

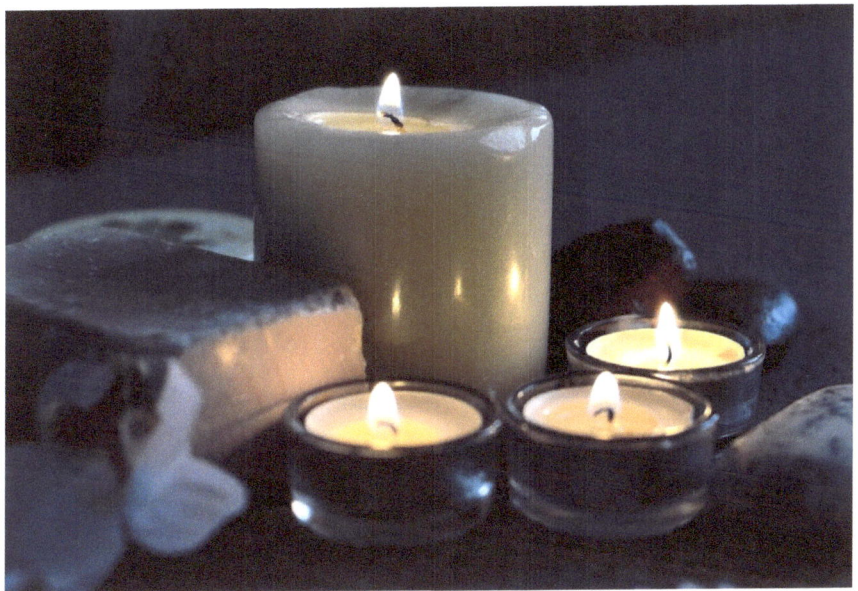

Secondo esercizio

Il secondo esercizio è una variante del primo, poco più impegnativo ma non difficile.

Ricordati che tutto richiede il suo tempo.
Non avere fretta!

Se hai fatto bene il primo esercizio per 21 giorni, dovresti già godere dei primi risultati e benefici.

Ti mostro la foto del secondo esercizio.

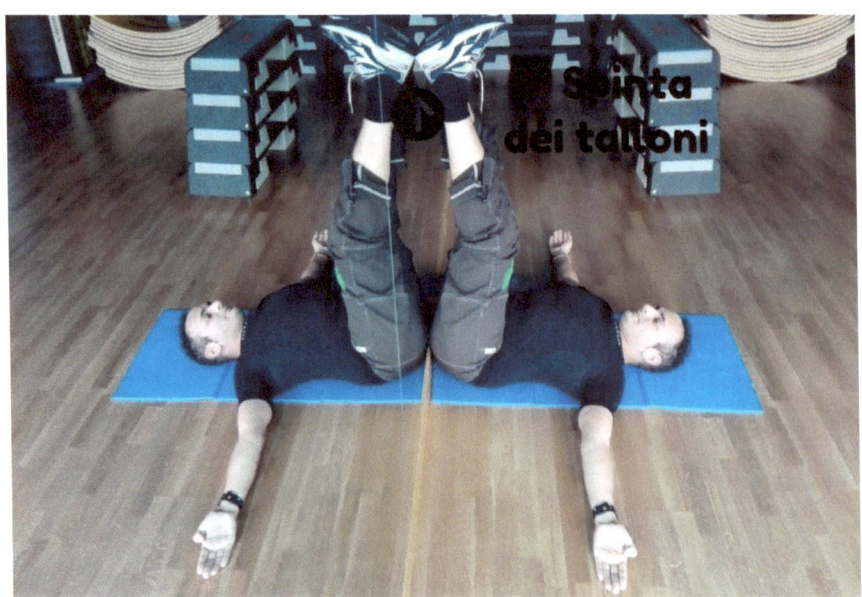

Come vedi la base di partenza è sempre la stessa.
Lavora a corpo libero con i glutei perpendicolari rispetto alla sedia o al divano.

Non dobbiamo fare altro, questa volta, che allungare le gambe verso l'alto, una per volta.

Il movimento viene fatto gradualmente. Gli arti inferiori vengono distesi durante la espirazione spingendo, durante l'estensione, il tallone verso l'alto.

Il tutto non deve avvenire in maniera precipitosa e veloce ma deve essere fatto in maniera calma e consapevole.

Ogni volta che cerchiamo di estendere gli arti inferiori, il movimento deve essere eseguito contestualmente ad una espirazione.

Espira e contemporaneamente porta le gambe in alto fino a quando riuscirai a compiere l'esercizio in maniera completa.

Troverai più difficoltà rispetto al primo esercizio.
Se prima era sufficiente stare sdraiato e respirare, ora è richiesto uno sforzo maggiore.

Noterai che nell'arco dei 21 giorni, le gambe riusciranno ad allungarsi sempre di più fino a quando raggiungeranno la completa estensione.

E' importante che, durante l'esercizio, tutte e tre le parti della schiena ovvero la zona lombare, la zona dorsale, e la zona cervicale siano aderenti al pavimento.

La parte superiore del tronco ha sempre le stesse caratteristiche del primo esercizio che per tua comodità ripeto.
Le braccia ruotate verso l'esterno con il palmo delle mani verso l'alto, il mento retratto verso il petto e le spalle il più possibile lontano dal lobo delle orecchie.

Fai tutto in espirazione! Mi raccomando!

Importante!!!!
Durante l'estensione delle gambe la zona lombare cercherà di sollevarsi per un effetto detto di "compensazione".
Cerca di controllare questo aspetto.

Con il passare del tempo, con l'aumento della flessibilità, avrai un miglioramento di tutto quanto l'esercizio, compreso questo ultimo aspetto, al quale ho dato particolare rilievo.

Ricordati di non forzare subito per il semplice fatto che se fai uno sforzo violento, oltre a rischiare un infortunio, provochi una difesa da parte del corpo che, riconoscendo la sensazione di fastidio, tensione o sofferenza andrà ad irrigidirsi.

Non dimenticare che stiamo lavorando sulle catena muscolare inferiore quindi sulla muscolatura profonda.

Stai svolgendo un lavoro interno e profondo che ti metterà a dura prova anche se, apparentemente, sembra un esercizio molto semplice.

Questa pratica si riterrà compiuta esattamente quando sarai in grado di distendere completamente le gambe portando i piedi alla stessa altezza tra loro.

Ricorda sempre di spingere il tallone verso l'alto!
Utilizzando una terminologia più tecnica, il piede deve essere posto in flessione dorsale ovvero il dorso del piede deve volgere verso il tuo busto.
Anche questo esercizio viene fatto per 21 giorni per 10 minuti al giorno.
Come andare a conciliare il secondo esercizio con il primo?
In merito ti propongo due soluzioni;

- La prima soluzione prevede di dedicare 10-15 minuti durante la mattina all'esercizio numero due e dedicare 10-15 minuti la sera al primo esercizio essendo quest'ultimo più blando.

- La seconda soluzione prevede invece di fare per 21 giorni di seguito il secondo esercizio e dedicare al primo esercizio due giorni a settimana.

Il terzo esercizio

Se sei stato coerente e costante, in questi 42 giorni avrai ottenuto i seguenti risultati;

- Migliore elasticità muscolare.
- Meno fastidio mentre suoni.

In questo terzo esercizio l'obiettivo è sempre quello di *detensionare* la catena muscolare posteriore.

Puoi considerare la catena muscolare posteriore, come un elastico che inizia dalla zona dei talloni e percorre tutta la parte posteriore della schiena ramificandosi a sua volta sopra il cranio.

In questo esercizio ci viene in aiuto un semplice attrezzo ovvero un elastico o meglio una banda elastica.

Puoi acquistarlo ad un costo veramente irrisorio presso qualsiasi negozio di articoli sportivi.

Esistono tantissime soglie di resistenza di queste bande elastiche.
Ti consiglio una resistenza abbastanza forte, perché durante il lavoro che ti sto per spiegare, dovrai imprimere una forza non indifferente.

Ora osserva attentamente queste foto.!!

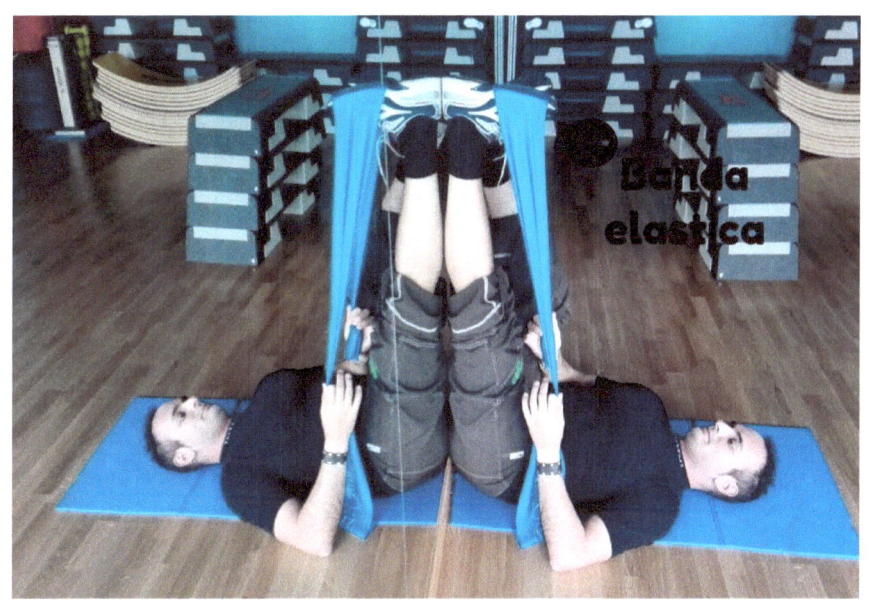

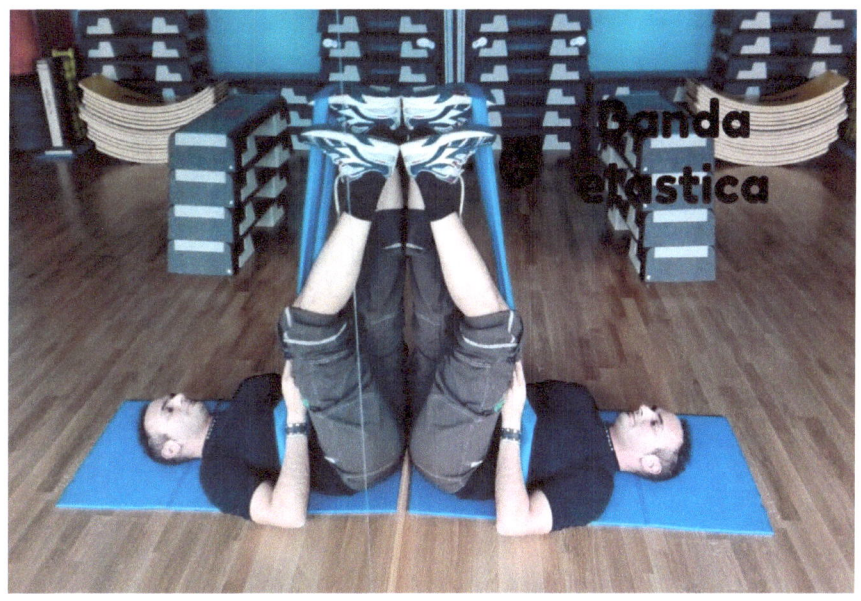

Come vedi c'è sempre il famoso angolo retto!

Come ho evidenziato nella foto, sistema l'elastico sulla banda superiore del piede ed afferra le estremità dell'elastico con le mani.
Tira verso il basso espirando dolcemente.
Automaticamente la trazione dell'elastico verso il basso comporterà una iperestensione dei talloni verso l alto.

La conseguenza è che con questo esercizio imprimerai una tensione nella zona posteriore delle gambe veramente importante.

Se te la senti puoi provare a staccare i talloni dal muro aiutandoti proprio con la banda elastica.

Questo esercizio è molto più impegnativo rispetto a quello visto precedentemente ma allo stesso tempo, ti darà risultati migliori.

Rispetta anche per questo esercizio la regola dei 21 giorni.

In questo caso ti propongo due soluzioni per giostrare al meglio questi 3 esercizi durante la settimana!

L'esercizio numero 3 puoi farlo per 10-15 minuti al giorno per 21 giorni come da prassi consolidata.

Andrai ad alternare l'esercizio numero 1 è l'esercizio numero 2, sulla base anche di come ti senti, nella prima parte della giornata.

Come hai avuto modo di constatare l'impegno che ti richiedo in termini temporali quotidiani è veramente minimo.

Ciò che ti chiedo in modo importante è la costanza nel fare tutto questo.

Bene! Con questo esercizio termina la prima macroarea dedicata alla struttura e alla correzione posturale.

Ricordati che sono passati quasi due mesi da quando hai iniziato!
Sii orgoglioso del percorso che hai deciso di intraprendere!

Inizieremo, a breve, la seconda grande macroarea dove ti metterai di fronte alle tue paure ed insicurezze. Infatti, dopo aver rilassato il corpo sarà necessario rilassare e fortificare lo spirito!

Ma prima di andare avanti ricorda sempre di:

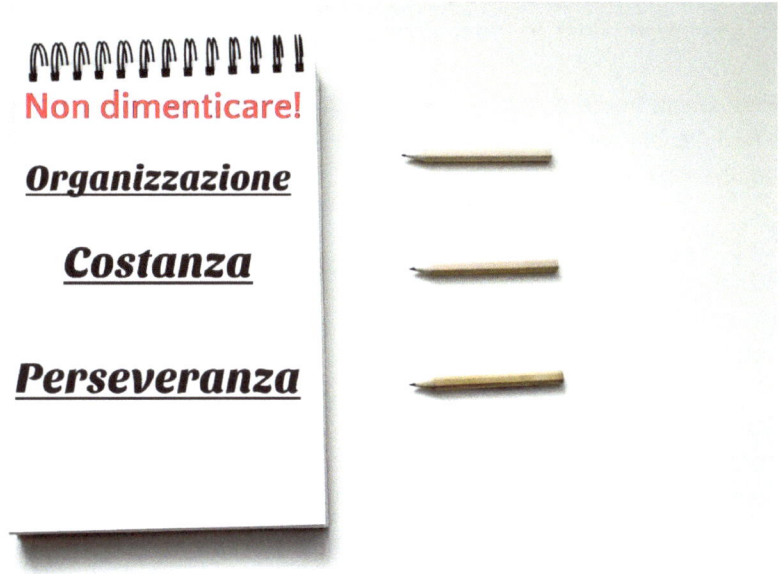

Buon proseguimento!

CAPITOLO III
Le emozioni e la musica

Prima di affrontare questa macroarea, ti voglio raccontare una storia.

Quattro anni fa quando mi sono avvicinato al mondo della postura annessa alla musica, pensavo di poter risolvere con gli esercizi di mia conoscenza qualsiasi tipo di problema posturale.

Non fu proprio così! In breve ecco cosa accadde:

Francesco, nome di fantasia, suonava e tutt'ora suona il violino.
Premetto che probabilmente il violino è lo strumento che comporta più compensazioni posturali rispetto ad altri strumenti.

Le sue problematiche interessavano la zona vicino la scapola.

Ho consigliato a Francesco gli esercizi migliori, a mio avviso, affinché soffrisse meno durante la pratica musicale.

Abbiamo lavorato insieme per 3 mesi con dei buoni risultati ma alla fine nonostante i miglioramenti, i disturbi si ripresentavano in maniera molto fastidiosa, soprattutto prima di un concerto o di una prova importante.

Inoltre, quando viveva una situazione personale emotivamente importante come un litigio, una discussione in famiglia etc. il malessere si acuiva notevolmente.

Particolare di non trascurabile importanza era che a Francesco, dopo tutti i controlli medici di rito, non fu evidenziato alcun problema a carico dell'apparato osteo-articolare interessato.

Capii allora che il disturbo era di natura psicosomatica e che doveva essere affrontato da un professionista in grado di sbloccare Francesco emotivamente.

Lo studente si recò presso una psicologa che utilizzava nelle sue sedute anche i fiori di Bach. Magicamente Francesco si liberò da questi disturbi alla grande.

Fu chiaro che Francesco nella sua tensione scapolare scaricava la forte rigidità caratteriale.

Da quell'istante compresi che il solo esercizio fisico non basta. Mi rimisi in gioco anche io studiando, per quattro anni, medicina integrata nel cui corso quadriennale, era contemplata la floriterapia come materia di studi del secondo anno.

L'esperienza di Francesco mi valse da lezione per aprire la mente ed abbracciare nuove metodiche altrettanto valide, in grado di creare interessanti sinergismi con l'educazione posturale.

Tieni presente che forti emozioni, non necessariamente negative, possono, se non gestite bene, compromettere la tua carriera di musicista.

La mia esperienza mi induce a dirti che a nulla vale un periodo di sacrifici se non hai la mentalità giusta per intraprendere la strada verso il successo.

La "sindrome" del musicista

Oltre alle varie emozioni, che tutti noi esseri umani proviamo, tra le quali annovero ansia, scarsa autostima e insicurezza, esiste una specifico stato d'animo che si installa all'interno della mente del musicista soprattutto se quest'ultimo vuole costruire la sua carriera professionale nella musica.

Ho chiamato questo blocco in maniera ironica "sindrome del musicista" che, ovviamente, non è una vera patologia bensì una linea comune di pensiero che appartiene a tantissimi ragazzi, soprattutto giovani, che si approcciano a questa attività.

Il musicista amatoriale è in genere, una persona matura che già lavora e suona per hobby al fine di passare del tempo piacevole con gli amici.

In ben altra situazione si trova il ragazzo che entra in conservatorio e intraprende un tipo di percorso per diventare un musicista di professione.

La "sindrome del musicista" l'ho proprio individuata fra quest'ultima categoria di persone, quindi, ragazzi molto giovani che vorrebbero fare di quest'arte una professione.

I dubbi che si instillano nella mente del giovane musicista sono i seguenti:

- Fare il musicista non sarà una professione che mi permetterà di vivere dignitosamente in futuro, perché non permette di trovare lavoro facilmente.

- Non sentire più la strada musicale come propria, ovvero perdere la vocazione.

- Abbandonare dinanzi alle prime difficoltà.

Riguardo al primo punto purtroppo, soprattutto nel nostro paese, manca la convinzione che si può vivere facendo l'artista.

Questo concetto rappresenta un grosso freno mentale per la realizzazione di numerosi talenti che potrebbero benissimo vivere di pittura, musica o danza.

La realtà ci dimostra come, in questi settori, vengano notate soltanto le eccellenze. Così tantissimi artisti, bravi ma non eccellenti nel loro settore di competenza, sono costretti a trovare un lavoro tradizionale relegando la loro passione principale ad hobby.

Come si può superare questa difficoltà e uscire da questa *empasse*?

Se ti stai chiedendo se fare il musicista è la tua strada oppure se stai pensando di abbandonare la tua passione, in questo caso, la risposta ce l'hai soltanto tu, o meglio è dentro il tuo Cuore.

Per cogliere la differenza tra una scelta fatta per obbligo e una ispirata dal cuore bisogna far riferimento alla felicità. Se mentre suoni sei felice, questa è la tua strada.

Se al contrario hai la sensazione di vivere la tua passione per la musica come un obbligo o un peso, allora è opportuna una pausa di riflessione.

Nella vita ognuno di noi è destinato a fare bene e con soddisfazione, soltanto ciò che fa con passione.

Se sei afflitto dalla "sindrome del musicista" è necessario che ti soffermi a fare un profondo esame di coscienza, una profonda riflessione su quello che rappresenterà per te la musica nel futuro.

Chiediti perché hai cominciato questo percorso, se sei stato spinto da qualcuno oppure è stata una scelta spontanea.
Questo aspetto è veramente determinante per la musica o per qualsiasi tipo di professione andrai a svolgere.

Riguardo invece a come monetizzare in futuro questa passione, possiamo dire che anche in Italia, sono stati fatti dei timidi tentativi per dare lustro alla musica nel campo professionale.

Ad esempio da qualche anno, esiste il riconoscimento della laurea per gli anni passati in conservatorio a studiare. Oggi il diploma di conservatorio, come forse già saprai, è equiparato a una laurea.

Questo riconoscimento ha voluto premiare lo sforzo degli studenti che per molti anni hanno studiato sodo, con un importante riconoscimento giuridico.

Gli sbocchi professionali sono l'insegnamento, le lezioni private, il partecipare a bandi di concorso pubblico nelle forze armate o in enti pubblici, entrare a far parte di bande private dove si possono percepire dei rimborsi per tutte le trasferte o per tutti i lavori che vengono commissionati alla banda musicale.

Molti ragazzi creano associazioni culturali musicali con un *badget* economico piccolo le quali consentono, se ben amministrate, di essere un buon punto di partenza professionale.

Voglio però sfruttare questa occasione per invitarti a riflettere sul fatto che il mondo oggi sta cambiando.

Gran parte del lavoro oggi è online!

Anche tu probabilmente sei venuto a conoscenza di questa mia pubblicazione navigando in Internet.
Quello che voglio dirti è di guardare con interesse al mondo *online* perché è la nuova frontiera per ogni tipo di attività.

Anch'io scrivendo questo libro, che stai leggendo, sto sfruttando l'enorme potenzialità online per far conoscere il mio pensiero e per condividere con un pubblico interessato e di nicchia come quello dei musicisti, quella che è stata la mia esperienza in questo ambito.

Tu puoi fare la stessa cosa!!!

Per cui non ti limitare soltanto a ciò che ti è stato tradizionalmente insegnato negli anni ma spingiti verso nuove frontiere, che possono veramente darti delle grandi soddisfazioni in termini professionali ed economici.

Per cui se sei un buon musicista e non riesci a raggiungere elevati livelli in questo campo, ma hai per esempio il talento e la dote di spiegare bene, insegnare in maniera semplice, essere un buon comunicatore, puoi ad esempio creare un infoprodotto nel quale spieghi come suonare il pianoforte.

Potrai fare delle lezioni mirate su Skype, vendere video corsi tramite un sistema automatizzato, che ti consente sia di continuare a coltivare la tua passione, sia di generare reddito importante per la tua vita.

Ti chiedo scusa se in questo paragrafo ho esteso l'argomento a fattori piuttosto concreti ma, sappiamo bene che attualmente è proprio questo che blocca tante persone dal trasformare in professione una passione.

Ma torniamo all'interno del nostro campo di interesse, mi sono dedicato all'utilizzo della floriterapia dopo un percorso di 4 anni di medicina naturale.

Se non la conosci nel prossimo paragrafo ti spiegherò brevemente di cosa si tratta.

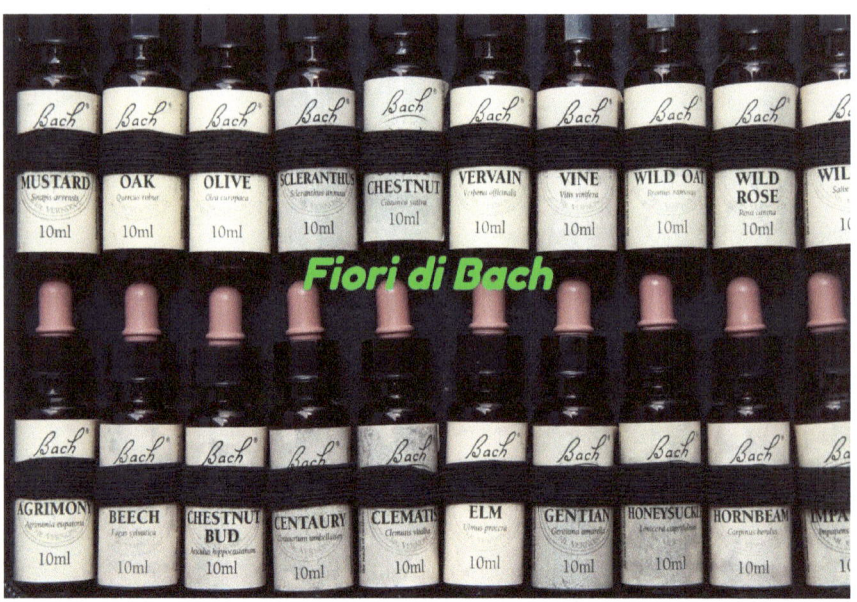

Fiori di Bach

La floriterapia

La floriterapia è stata riconosciuta nel 1976 dall'Organizzazione Mondiale della Sanità, annoverandola tra le cosiddette medicine alternative.

Pur essendoci attualmente una profonda spaccatura tra chi sostiene la validità di questi metodi naturali e chi li contesta vivamente, in questa sede mi limiterò soltanto a mostrare le soluzioni che ho utilizzato di fronte a determinati disturbi.

La floriterapia fonda la sua efficacia non sulla quantità del preparato, che essendo infinitesimale, è oggetto di continuo scetticismo da parte della scienza, ma su un principio cosiddetto vibrazionale.

Cos'è il principio vibrazionale?

Il principio vibrazionale non è altro che il passaggio attraverso l'acqua di informazioni sottili, ovvero della frequenza elettromagnetica della sostanza iniziale.

In merito a questo principio ti invito, a cercare in rete, gli innumerevoli esperimenti e le ricerche che il giapponese Dottor Masaru Emoto ha compiuto su questo tipo di informazioni trasportate proprio dall'acqua.

I fiori di Bach prendono il nome dal medico gallese Edward Bach che li ha ideati, sono stati utilizzati per migliorare situazioni di ansia e bassa autostima e per trattare alcuni problemi di somatizzazione delle emozioni.

L'ansia e l'autostima

Come premesso non entrerò nel merito della questione o delle sue cause non essendo titolato a parlare in questi termini.

Posso però dire che i problemi di ansia tra i musicisti sono legati essenzialmente:

- All'esecuzione di un concerto o di una prova di esame e cioè ogni qualvolta ci si deve presentare dinanzi al pubblico a suonare un brano musicale.

Spesso l'ansia è accompagnata anche da una scarsa autostima.

Più l'autostima è bassa, più l'ansia aumenta perché non si è sicuri di ciò che si sta facendo e non si crede in se stessi.

L'autostima migliora quasi sempre grazie ad un profondo percorso individuale, per questo sarebbe importante capire con l'aiuto di uno specialista, perché si ha una scarsa considerazione di sé.

Lavorando sull'ansia e sull'autostima è innegabile che si hanno degli enormi ritorni in termini di qualità della vita e in termini di *performance* musicale.

Rimanendo nella prospettiva del metodo **S.A.N.I.** ®, è consigliabile utilizzare sinergicamente sia l'aspetto legato agli esercizi, che ti ho mostrato nella prima macro area, sia l'utilizzo dei *fiori di Bach*.

Casiste e relativi composti floreali

Di seguito riporto la descrizione di alcuni disturbi risolti con il rispettivo singolo rimedio o composto floreale consigliato. Disturbi legati a fattori di ansia ed autostima nonché determinate somatizzazioni di alcune emozioni in determinate parti del corpo.

Mal di collo da eccessiva severità verso se stessi

Iniziamo dall'irrigidimento del collo, ossia del rachide cervicale, disturbo molto comune tra coloro che suonano strumenti a fiato quali ad esempio l'oboe o il flauto traverso. In questi casi, oltre all'applicazione di esercizi posturali specifici, ho lavorato sull'aspetto dell'eccessiva severità nei confronti di se stessi che si manifesta, tramite il dolore, proprio nell'area cervicale.

Mi è capitato spesso, dopo un breve colloquio con lo studente, di percepire che la causa emotiva predominava rispetto a quella fisica.

Molte volte la struttura non presenta lesioni eppure il dolore persiste!

Un ragazzo, che soffriva di irrigidimento muscolare del rachide cervicale, doveva questa sua rigidità proprio all'estrema severità verso se stesso con cui svolgeva la pratica musicale.

Per severità intendo l'eccessiva aspettativa riposta in ciò che faceva.

Parlando con lui, ho scoperto che voleva riuscire a tutti i costi nel suo sogno di musicista ed era molto preoccupato che, alla sua età, era ancora studente fuoricorso presso l'università.

Temeva di dover abbandonare questa passione per dedicarsi allo studio tradizionale.
Il ragazzo sentiva questa responsabilità, (non era economicamente indipendente e gravava sull'economia della famiglia), come un enorme

peso sulle spalle e ciò contribuiva ad accentuare la rigidità dei muscoli trapezi e di conseguenza la chiusura cifotica delle spalle.

Al fine di stemperare questa forte pressione emotiva, ho usato i seguenti *fiori di Bach*, che condivido in questa occasione con te.

Ho composto una miscela con i seguenti fiori:

- Rock Water: questo fiore di Bach si è dimostrato eccezionale per tutti coloro che soffrono di dolori articolari contratture varie e rigidità soprattutto per ciò che riguarda la zona del collo. Agisce come una sorta di ammorbidente muscolare ed interiore, attenuando l'esigenza di ottenere sempre il miglior risultato possibile.

- Oak: il fiore per chi soffre di dolori cervicali per un eccessivo senso del dovere che non permette di godere del riposo. Questo ragazzo spendeva tantissima energia non concedendosi mai una tregua. Questo fiore aiuta anche a capire l'importanza del rilassamento addolcendo anche il senso del dovere;

- Cherry Plum: questo fiore è stato scelto per mitigare la tensione interiore dovuta alla rincorsa frenetica del risultato a tutti i costi accompagnato anche da un senso di sacrificio e stacanovismo piuttosto spinto. Questo rimedio indubbiamente attenua fin da subito la paura da parte del soggetto di perdere il controllo delle sue azioni pressato dalla paura di non riuscire a fare ciò che si era proposto. Il rischio per questo ragazzo era quello di mollare tutto non concludendo nulla dopo molti sforzi;

- Impatiens: nella società odierna andrebbe utilizzato a forti dosi! La ragione di questa mia osservazione, è che si tende a volere tutto e subito. Si pretende che il prossimo, sia disponibile ad accettare quelli che sono i nostri ritmi, ma non sempre è così.

Dobbiamo essere tolleranti nei confronti della varietà dei caratteri e dei tempi con i quali gli altri compiono le proprie scelte ed esercitano le proprie attività.

In altre parole, colgo l'occasione per invitare ad essere rispettosi delle diversità che caratterizzano le infinite sfaccettature dell'Essere Umano.

Tornando al caso *de quo*, *Impatiens* è stato scelto proprio perché in questo caso, come in tantissimi altri, si è sempre di fretta e non si ha la pazienza di attendere i risultati;

- **White Chestnut:** questo rimedio è stato scelto perché i suoi effetti permettono di placare la mente e di spegnere il tormentoso dialogo interno, atteggiamento che rende poco fiduciosi verso il futuro. Il White Chestnut permette di canalizzare meglio le energie in ciò che si sta facendo per via della sua capacità di calmare l'eccitazione mentale. Insieme agli altri fiori elencati non può che favorire lo scioglimento delle tensioni ed un ripristino immediato dell'energia spesa. Ottimo anche per indurre il sonno quando si fa fatica ad addormentarsi.

Se pensi di rientrare in questi casi che ti ho appena descritto, puoi tranquillamente utilizzare la formula che hai appena letto. Le modalità di utilizzo e somministrazione le vedremo più avanti

Il caso di un docente (violinista) colpito da periartrite omero-scapolare dovuta a sovraccarico funzionale.

Il violinista è il musicista che accusa più disturbi rispetto agli altri proprio per la particolare posizione che deve assumere al fine di suonare lo strumento.

In questo caso al contrario dello studente precedente, questa persona, molto equilibrata e appassionata della musica, aveva costruito la sua professione dalla sua passione.

Si è intervenuti con l'estratto puro del seguente fiore:

- Clematis: rimedio consigliato per quelle persone che iniziano una cosa e non la portano a termine.

La scelta del Clematis ha permesso al professionista di essere più "ancorato" alla realtà ed alla vita reale di tutti i giorni.

E' una caratteristica che ho osservato in molti artisti, il fatto di autoescludersi dalla realtà vivendo nel loro mondo.

Questo aspetto se da una parte è un bene, dall'altra può rasentare una sorta di "fanatismo" per cui non si considera più il mondo intorno a noi.

La composizione floreale invece proposta è stata la seguente:

- Vervain: in questo caso il Vervain è stato il fiore scelto appositamente per la sua periartrite scapolo-omerale. Il docente pur non presentando i sintomi classici della personalità Vervain, che sono il fanatismo e la rigidità interiore ed emotiva, ha trovato giovamento da questo fiore per tutto ciò che concerne la rigidità muscolare dovuta invece all'utilizzo dello strumento musicale;

- Chicory e Crab Apple: utilizzati rispettivamente il primo, per favorire la peristalsi intestinale ed il secondo per purificare e drenare gli organi emuntori ossia quegli organi addetti alla eliminazione delle scorie.

Pur non entrando nello specifico, in quanto non stiamo parlando di naturopatia ma di semplici consigli che ti possono aiutare, sappi che molte infiammazioni, tra le quali appunto la periartrite scapolo-omerale, sono dovute proprio una scarsa funzionalità dell'intestino.

Anche in questo caso ti invito ad informarti su Internet cercando proprio le correlazioni tra intestino ed infiammazioni nonché le problematiche che queste ultime apportano nel tempo.

Ansia da prestazione o da evento importante

Entrando nel cuore di questa macroarea, eccoci arrivati a parlare dell'ansia da prestazione lamentata da molti studenti.

Determinati fastidi, si accentuano notevolmente proprio in prossimità di esami ed eventi nei quali è richiesta una maggiore concentrazione ed attenzione. Soprattutto perché sono svolti di fronte ad un pubblico o a una commissione esaminatrice.

Questo aspetto è molto ricorrente proprio perché in prossimità di qualcosa che noi riteniamo importante, aumenta la tensione muscolare interna e di conseguenza la sensazione dolorosa.

La sensazione emersa nel colloquio con tantissimi musicisti, fa riferimento proprio ad una situazione di estrema insicurezza nei propri mezzi e nelle proprie capacità.

Non a caso subentra in questi casi, come accennato in precedenza, anche una forte disistima verso se stessi.

Per l'ansia il rimedio Rock rose rappresenta sicuramente un ottimo supporto.

Lo si può utilizzare prima di un concerto o un esibizione in pubblico, soprattutto quando ci sono elementi di forte sudorazione, affanno ed ansia.

Per rinnovare ed aiutare l'autostima che come sappiamo a volte è intrinsecamente collegata all'ansia, c'è un fiore molto importante che si chiama Larch.

Il Larch è molto utile a coloro che, impegnati in un progetto, non credono sufficientemente in se stessi. Questo aspetto porta inevitabilmente a temere oltre misura il giudizio ed il confronto con altre persone.
Sarebbe veramente un peccato fallire una prova importante, dopo tanti sacrifici, per via di questi due aspetti: ansia e/o scarsa autostima.

Larch permette di calmare la paura di rendersi ridicoli nelle situazioni nuove nei confronti degli estranei.

Con Larch molto utilizzato è anche il Walnut ossia il fiore della protezione.

Walnut aiuta a non curarsi dei giudizi altrui schermando, in tal modo, il soggetto che lo utilizza.

Sul piano teorico nessuno di noi dovrebbe subire il giudizio altrui. Anzi non dovremmo neanche essere suscettibili e cambiare il nostro umore per via delle reazioni degli altri.

Questa tipologia di lavoro è un percorso profondamente interiore che prescinde dalla musica e che richiede tempo e determinazione.

In ogni caso questo estratto aiuta ad essere emotivamente distaccati dai giudizi e commenti negativi ai quali si può essere sottoposti.

Modalità di utilizzo

Dove si possono reperire i fiori di Bach e quali sono le modalità di assunzione quotidiana?

Per ciò che riguarda la preparazione puoi commissionare il lavoro a una parafarmacia, a un'erboristeria o a un professionista abilitato a farlo.

La composizione è fatta di acqua, una leggera dose di alcool che serve a conservare il principio dell'estratto floreale e l'estratto floreale stesso.

Se invece vuoi assumerli direttamente allo stato puro, puoi recarli presso uno di questi luoghi sopra menzionati, comprare il singolo estratto floreale ed utilizzare due gocce la mattina, due il pomeriggio e due gocce la sera sotto la lingua.

La zona sotto la lingua è uno dei posti in cui un preparato passa più velocemente nel torrente circolatorio migliorandone e velocizzandone la veicolazione.

Personalmente, consiglio di farsi preparare la composizione floreale da un professionista o prendere il Fiore di Bach puro che, secondo te, è il più indicato per la tua problematica.

Ti ricordo che puoi benissimo utilizzare la floriterapia durante gli esercizi che stai facendo anzi è consigliato proprio per i motivi che ti ho detto.

Andando a sciogliere emozioni interne, molto probabilmente avrai giovamento anche da un punto di vista di rilassamento muscolare.
Non c'è un periodo ben definito di assunzione dei fiori di Bach.

Smetterai di utilizzarli quando semplicemente percepirai un miglioramento del tuo stato d'animo.

Conclusioni

Unendo le due macroaree, quella muscolare posturale e quella emotiva, il lavoro che è stato svolto è veramente di grande importanza e soddisfazione.

Riproduci i tre esercizi che hai visto nell'area precedente, utilizza questi aiuti di floriterapia e vedrai che otterrai dei buoni risultati.

Dedicati con costanza a queste pratiche... quotidianamente!

Costanza, dedizione, perseveranza in ciò che si fa, creano quella predisposizione mentale necessaria per ottenere un buon risultato.

Ripeterò questi concetti fino alla fine del libro proprio per ricordarti che non devi mollare mai.

Ora fai un bel respiro e passiamo ad esaminare i contenuti della terza macro area: lo stile di vita.

CAPITOLO IV
Lo stile di vita o lifestyle

L'ultima macroarea di cui ti voglio parlare è il cosiddetto stile di vita.

Si può definire stile di vita l'insieme delle abitudini quotidiane con le quali siamo soliti fare queste attività; mangiare, dormire, fare attività fisica.

Non dimentichiamoci che abbiamo iniziato questo libro affermando che il musicista è un vero e proprio atleta.

Ne consegue che uno stile di vita sano è fondamentale per ottenere buoni risultati.

Così come lo sportivo ha bisogno di un regime di vita regolare, allo stesso modo il musicista per eccellere, ha bisogno di uno stile di vita sano.

In questa macroarea, cercheremo di capire perché preferire alcuni cibi rispetto ad altri prima di approcciarsi ad una attività musicale importante, soprattutto in occasione di una prova, di un esame o di un concerto.

Riguardo l'alimentazione, è impossibile con poche parole, dire tutto quello che ci sarebbe da spiegare.

L'alimentazione è un argomento di natura così complesso che ovviamente richiederebbe l'intervento di personale specializzato nel settore.

Ciò che possiamo definire in questa sede, è che ogni corpo è così differente dall'altro, da far variare i fabbisogni nutrizionali in base all'età, alla costituzione, agli impegni giornalieri, tutti fattori che in questa sede sarebbe impossibile classificare.

La raccomandazione principale che posso darti è di consultare sempre un professionista ed evitare il cosiddetto "fai da te".

Evita accuratamente le mode del momento proprio perché ognuno ha un diverso terreno costituzionale e predilige determinati alimenti rispetto ad altri.

Uniformare diete, trattamenti e terapie non credo sia corretto perché ognuna di queste cose, dovrebbe essere un perfetto abito su misura per ogni singola persona e non un semplice copia incolla per tutti.

<u>Non si può improvvisare e considerare alla stessa stregua tutti i soggetti!</u>

Con questa doverosa premessa passiamo ad analizzare alcuni comportamenti che, a mio modo di vedere, sono controproducenti con l'attività musicale e non solo!

Le ho definite abitudini limitanti; vediamole insieme!

PRIMA ABITUDINE LIMITANTE: NON FARTI INGANNARE DAGLI ECCITANTI!

Un'abitudine molto diffusa è quella di cercare sostanze eccitanti/stimolanti che vadano a migliorare la concentrazione e la resistenza durante la pratica musicale.

La sostanza più reperibile e alla portata di mano è la caffeina.

Perché considero l'assunzione della caffeina o di un altro eccitante un errore nella pratica musicale?

Non parto con pregiudizio o con prese di posizione che sarebbero inutili in questa sede.

Cerchiamo invece di fare un ragionamento più articolato, non solo sulla caffeina ma su tutti gli eccitanti ed affini.

Cos'è un eccitante?

Nella pratica sportiva/musicale eccitanti o stimolanti sono tutte quelle sostanze che, nel breve lasso di tempo, aumentano determinate caratteristiche del soggetto come ad esempio le capacità cognitive, l'attenzione al focus e la concentrazione.

Inoltre, a livello muscolare, la caffeina ha la capacità di migliorare la contrazione muscolare.

E' utile sapere che gli stimolanti funzionano soprattutto grazie al loro effetto sul sistema nervoso centrale.

La domanda che noi ci facciamo è se effettivamente uno stimolante possa servire alla pratica musicale.

Per rispondere a questa domanda è necessario approfondire il discorso sulla caffeina.

Moltissimi atleti o musicisti prima di incominciare un'attività, sono soliti assumere la cosiddetta tazzina di caffè perché sanno che nel lasso di tempo successivo può migliorare sia la *performance* musicale sia la *performance* sportiva.

C'è da dire che le sostanze stimolanti hanno la funzione primaria di agire in maniera rapida e veloce.

<u>Vuol dire che i risultati tangibili si hanno entro pochissimo tempo ma per pochissime ore o minuti!!!</u>

Al contrario in questa sede stiamo ricercando alimenti o integratori in grado di fornire una energia costante nel tempo che perduri almeno qualche ora.

Si ricorda inoltre che, tutti gli stimolanti che vengono introdotti in maniera non sistemica nel nostro corpo e per non sistemica intendo non prodotti dal nostro organismo, hanno come effetto collaterale importante la capacità di squilibrio di alcune assi endocrino-biochimici.

Senza entrare nello specifico, perché come già detto questo vuole essere un manuale di consigli e non di approfondimenti anatomici o biologici nonché biochimici, diciamo che uno stimolante come la caffeina ha la capacità di far secernere alla ghiandola surrenale, un ormone chiamato cortisolo.

Il cortisolo, insieme all'adrenalina, sono due ormoni che entrano in gioco prima di determinate avvenimenti come può essere il risveglio, un allenamento importante o come una situazione di emergenza in cui è necessaria una rapida reazione.

Non a caso sono definiti ormoni dell'attacco o della fuga.

Andando a somministrare uno stimolante come la caffeina, nel tempo il surrene si depaupera di queste due componenti.

In pratica avremo degli avvenimenti contrari agli effetti desiderati.

Subentreranno l'abbassamento della forza fisica, l'abbassamento della concentrazione e una perdita di lucidità in quelle situazioni di fuga o lotta che di base sono le situazioni per cui adrenalina e cortisolo vengono prodotte in natura.

Essendo spossati andremo paradossalmente ad ingerire altra caffeina, vivendo in tal modo sempre in un contesto di eterno pericolo quindi di estrema agitazione, estrema ansia ed estrema allerta.

Ti sembra la soluzione migliore prima di una prova importante?

Questi sono i motivi per i quali sconsiglio l'utilizzo della caffeina prima di una prova.

La caffeina reputo che sia un ottimo stimolante per tutte quelle situazioni che richiedono una velocità di esecuzione ed uno sforzo relativamente breve nel tempo, mentre come sappiamo un musicista può essere impegnato per molte ore.

NON CADERE NEL CIRCOLO VIZIOSO DELLA CAFFEINA

Il ciclo con cui si entra nella circolo vizioso dell'utilizzo inappropriato della caffeina o altri eccitanti è il seguente:

a) Inizialmente stiamo bene e di conseguenza andremo a creare una dipendenza del nostro corpo ingerendo quantitativi costanti di caffeina.

b) Nel frattempo le nostre surrenali vengono stimolate a produrre cortisolo fino a quando non si andranno ad affaticare e a scaricare.

c) Con le surrenali scariche ci sentiremo sempre stanchi e di conseguenza andremo a rincarare continuamente le dosi di caffeina.

d) In questo modo le surrenali nel giro di qualche anno saranno completamente scariche ed il livello di stress salirà notevolmente.

Che soluzioni adottare?

Prima fra tutte abbassa i livelli di caffeina giornaliera. Se sei un abitudinario da 4/7 caffè al giorno dimezza le dosi.

Successivamente ti dovrai occupare di tonificare le surrenali con alimenti o sostanze ad hoc.

Di seguito troverai qualche consiglio di quale siano a mia avviso le sostanze più indicate in tal senso.

Ti ricordo di svolgere sempre questi importanti passi con un professionista qualificato meglio se ha ampliato la sua conoscenza con le metodologie di cui stiamo parlando.

I 7 SUPER ALIMENTI

Di seguito ti riporto quelli che a mio avviso sono gli alimenti altamente vitali esistenti in natura.

Se me ne fosse sfuggito qualcuno sarà mia premura aggiornarti!

Ecco l'elenco promesso;

- Polpa essiccata di ostrica: è sempre stata considerata una generatrice di vita e di potenza proprio per i suoi contenuti. L'ostrica dona umore vitale, tono generativo renale, energia e vivacità. Ottima per regolare la fisiologia renale e surrenale essendo la polpa estremamente ricca di sostanze vitali. Per questi motivi l'ostrica è tradizionalmente considerata utile nei casi di deperimento causato dallo stress;

- Polvere di Dolomite: questo prezioso minerale presenta un'adeguata composizione di calcio e di magnesio. Utile per raggiungere la calma, è molto efficace per il riequilibrio neurovegetativo e nelle alterazioni del rapporto tra psiche e soma.

- Melissa: la melissa risolve problemi di malinconia, porta serenità e allontana amarezza e tristezza. Ottimo riequilibrante del tono psichico.

- Polline: il più potente e vitale prodotto vegetale! Per la ricchezza dei suoi componenti è un rivitalizzante ideale per i soggetti affaticati.

- Germe di grano: è un potente rigeneratore del fegato. Utile per aumentare la resistenza nelle prestazioni fisiche e negli sforzi nervosi;

- Eleuterococco: chiamato anche ginseng siberiano, viene utilizzato in fitoterapia per le proprietà toniche ed adattogene. E' indicato in casi di astenia e nelle convalescenze. Utilizzato per esaurimento psicofisico, stanchezza, ipotensione, attività sportiva o quando si necessita di concentrazione e attenzione nello studio durante la preparazione di esami;

- Ginko Bilboa: favorisce la corretta distribuzione di ossigeno e glucosio al cervello, incrementa la concentrazione e la memoria a breve termine. Particolarmente indicato per gli studenti.

Tutti gli alimenti consigliati hanno la capacità di non spossare le ghiandole surrenali.

Logica conseguenza sarà una energia forte e costante nel tempo che ci permette di avere un'attività dinamica più lunga possibile, proprio quello che serve ad un musicista.

Riposo

Un fattore conseguente all'esaurimento delle ghiandole surrenali, è la perdita di sonno di qualità.

Dormire in maniera corretta non significa stare 6, 7, 8 ore a letto ma soprattutto vuol dire alzarsi riposati.

Oggi tutti, non soltanto i musicisti, si alzano stanchi!

Con questo non voglio invitarti ad avere un tipo di vita monastico ma è mio desiderio metterti al corrente del fatto che è importante andare a letto relativamente presto.

La spiegazione di questo consiglio risiede nel fatto che di notte il corpo inizia l'opera di rigenerazione e ricostruzione di tutti quanti i tessuti.

Anche la medicina tradizionale cinese consiglia un riposo che sia sano e ristoratore.

Di notte si rigenerano i reni, che sono la vera e propria batteria del corpo umano laddove risiede l'energia vitale.

Esaurendo la forza renale, nel tempo, si può essere soggetti a malattie cronico-degenerative.

Consiglio importante è quindi quello di dormire sei, sette/ore di sonno ogni notte in maniera qualitativamente buona.

Un sonno profondo, un sonno ininterrotto che ci faccia alzare riposati e non stanchi sono le caratteristiche del sonno di qualità.

Anche l'alimentazione condiziona la qualità del sonno.
Valutate voi stessi come riposate dopo un abbondante pasto oppure dopo una cena molto leggera.

Alimentazione prima di un evento

Cosa è bene mangiare in previsione di un evento importante?
La sera, durante la stagione invernale, è preferibile stare quasi a digiuno salvo prepararsi una vellutata di verdure.

Nella stagione estiva è importante invece non sovraccaricarsi di cibi pesanti.

Bere un buon estratto di frutta e verdura che ci permette di andare a letto leggeri, ha come naturale conseguenza di abbassare la temperatura corporea ed affrontare meglio la calura estiva oltre al fatto di indurre il sonno in maniera più veloce.

I cibi energicamente freddi (frutta e verdura) soprattutto d'estate, migliorano anche il nostro umore abbassando la soglia di irritabilità dovuta al caldo.

Cibi energicamente caldi (carni, salumi ed affini) forniscono ulteriore calore alla stagione già di per sé calda.

L'aspetto nutrizionale ed alimentare hanno una valenza nella vita di ognuno di noi importantissima. E' un aspetto che non va assolutamente trascurato.

Tutto ciò che ingeriamo viene elaborato ed utilizzato per costruire il nostro organismo, in sostanza siamo ciò che mangiamo!

Se il nostro mangiare sarà di buona qualità le nostre cellule andranno a nutrirsi adeguatamente.

Se mangeremo in modo disordinato e di pessima qualità, è normale che le nostre cellule cercheranno in tutti i modi di eliminare il carico di tossine venutosi a creare e questo produrrà pesantezza, stanchezza cronica ed altre tipologie di problemi.

Consiglio inoltre cereali integrali di ottima qualità come ad esempio la quinoa (non proprio un cereale), il miglio o il riso basmati.

Molta verdura e proteine nobili prese da uova o pesce azzurro sono l'ideale per introdurre le quote proteiche di cui abbiamo bisogno.

Prima di un evento musicale mangia poco ed integra con le sostanze che ti ho menzionato prima.

Fatti seguire da un professionista preparato in questo settore. Ne varrà della tua carriera e del tuo successo.

Soprattutto per gli strumentisti a fiato è consigliato mangiare poco per due motivi:

- Non affatica la respirazione dovuta anche al processo digestivo in atto.

- Non induce il cosiddetto sonno postpradiale causa di calo di lucidità mentale così preziosa prima di approcciarsi a qualsiasi prova importante.

Attività sportiva

L'attività sportiva, quantunque blanda, è un ottimo viatico per il musicista che vuole migliorare le proprie prestazioni.

Immagina l'importanza di una camminata quotidiana, che poi diventerà pian piano una corsa, o di una nuotata.

Non devi per forza cercare di correre i 100 metri in dieci secondi o andare a fare la Maratona di New York!!

L'importante è muoversi, camminare, nuotare!

Insomma fare un minimo di attività in grado di sviluppare i nostri muscoli ed aumentare la nostra capacità aerobica.

Immagina i vantaggi che puoi ottenere se sei uno strumentista a fiato! Innumerevoli!

Per cominciare è sufficiente passeggiare, fare piccoli tragitti di corsa o con passo veloce, raggiungere gli amici o il posto di lavoro in bicicletta durante la bella stagione.

Il corpo piano piano si abituerà a questi nuovi stimoli e tu trarrai benefici non solo da un punto di vista musicale ma anche e soprattutto per quanto riguarda la tua salute.

Anche la terza area, come noti, interagisce perfettamente con le altre due.

A parte i 30 minuti che dedicherai allo sport, per il resto dovresti solo introdurre nuove abitudini alimentari o comportamentali, con calma, gradualmente ma senza fermarti mai!

Conclusioni

Concludo questo lavoro con grande orgoglio e soddisfazione sperando che questi semplici consigli che ho raccolto in un unico libro possano esserti di aiuto.

I trattamenti effettuati con la ginnastica posturale hanno avuto delle buone risposte.

Le altre strategie messe in campo, come la floriterapia e la correzione alimentare, hanno avuto risultati altrettanto importanti come valido ausilio della prima macroarea.

Potrai applicare questo metodo sia per un singolo segmento di tuo interesse, sia usando sinergicamente le tre aree che hai a disposizione.

L'idea che più mi affascina di questo lavoro, resta e rimane comunque quella di considerare il musicista un artista attraverso il quale l'arte e l'energia della musica si esprimono.

Vladimir Jankélévitch filosofo e musicologo affermava: "Non si pensa la musica, per contro si può pensare secondo la musica o in musica o musicalmente, essendo la musica un avverbio del pensiero".

In questo concetto, pertanto, l'educazione posturale e l'infinità di tecniche di allenamento che gravitano sia intorno ad essa sia intorno allo yoga, non devono essere fine a loro stesse e non devono aiutare solo la materialità del corpo.

Per tanto, ridurre questo progetto ad una mera forma di riabilitazione impoverirebbe e il trattamento stesso e la ricchezza espressiva delle esecuzioni musicali producendo un beneficio solo temporaneo, lontano da quell'equilibrio verso il quale la nostra vita e il nostro essere deve volgere.

Ti auguro il meglio nella Vita e nella Tua carriera di musicista!